Candida Diät-Kur

Befreie deinen Körper von Darmpilzen

Ursachen – Symptome – Behandlung

Inkl. Rezepten

ISBN-13: **978-1979329163**
ISBN-10: **1979329168**

Copyright © 2017 Mira Brand

Webseite www.mira-brand.de
Email: mira@mira-brand.de
Infos zu Impressum:
Mira Brand
c/o Werneburg Internet Marketing und Publikations-Service
Philipp-Kühner-Straße 2
99817 Eisenach
Gestaltung: M.M. Photography
Bilder: shutterstock.com Photography

Newsletter Eintrag für Neuerscheinungen,
bitte per Email Anfrage an:
newsletter@mira-brand.de

Auflage 2017 Oktober

Mira Brand

Candida Diät-Kur

Befreie deinen Körper von Darmpilzen

Ursachen – Symptome – Behandlung

Inkl. Rezepten

Inhaltsverzeichnis

Die Candida Diät-Kur – Endlich Schluss mit Darmpilzen

Candida bezeichnet eine Gattung von Hefepilzen, die durchaus auch auf der Haut oder Schleimhaut eines gesunden Menschen nachgewiesen werden können. Sie gehören zu den Bewohnern des menschlichen Organismus, die nur unter bestimmten Bedingungen Krankheiten, die unter dem Sammelbegriff der Candidose zusammengefasst werden, auslösen kann. Besonders häufig kommt es zu einer Pilzinfektion einer Schleimhaut. Dies ist insofern problematisch, da die Schleimhäute einen wichtigen Teil des Immunsystems darstellen und im weiteren Verlauf weitere Schleimhäute befallen können. So kann eine Infektion, die vorerst ausschließlich auf den Mundraum begrenzt war, unbehandelt auf die Magen- und Darmschleimhaut übergehen.

Die Diagnose einer Candidose kann sich als schwierig gestalten, da Hefepilze nur schwer labortechnisch nachgewiesen werden können. Schulmedizinisch behandelt wird eine Hefepilzinfektion mit entsprechenden Medikamenten, die jedoch mit Unverträglichkeiten und Nebenwirkungen einhergehen können. Darüber hinaus treten nach einer Behandlung häufig erneute Infektionen auf. Umso wichtiger ist es, weitere Säulen in die Behandlung einzubeziehen. Dies betrifft vor allem eine Ernährungsumstellung, die auch unter dem Namen der Candida-Diät bekannt wurde. Bei dieser Ernährungsform geht es darum, den Pilzen die Nahrungsgrundlage zu entziehen, um eine weitere Vermehrung zu unterbinden. In der Folge wird die natürliche Keimflora des Menschen wieder ins Gleichgewicht gebracht, sodass das Immunsystem seine ursprüngliche Abwehrkraft wieder zurückerhält.

Die Schleimhaut als wichtiger Bestandteil des Immunsystems

Nur wenigen Menschen ist bewusst, dass die Schleimhaut *(Tunica mucosa oder Mukosa)* ein wichtiger Bestandteil des Immunsystems ist. Alle inneren Organe, die Kontakt mit der Außenwelt haben, werden von einer Schleimhaut ausgekleidet. Dies betrifft die Atmungsorgane, den Urogenitaltrakt und auch die Verdauungsorgane. Entsprechend existieren eine Nasenschleimhaut, eine Bronchialschleimhaut, eine Gebärmutterschleimhaut, eine Vaginalschleimhaut, eine Magenschleimhaut, eine Darmschleimhaut sowie eine Analschleimhaut.

Im Gegensatz zu unserem größten Organ, der Haut, besitzen die Schleimhäute als Schutz weder Haare noch eine Hornschicht. Während sich die Haut darüber hinaus in erster Linie durch einen leicht sauren pH-Wert und einen dünnen Fettsäurefilm vor krankmachenden Stoffen schützt, enthalten die Schleimhäute Drüsen oder befinden sich in der Nähe von Drüsen, welche Sekrete absondern. Diese Drüsen sind permanent damit beschäftigt die Schleimhäute zu befeuchten und bieten damit einen Oberflächenschutz für das jeweilige Organ.

Eine Schleimhaut ist jedoch mehr als ein mechanischer Schutz. Erreger wie Bakterien, Viren oder Pilze können sich im abgesonderten Schleim nur langsam fortbewegen und darüber hinaus enthält dieser Antikörper und Enzyme, die eine Vermehrung von Erregern verhindert. Aus diesem Grund spricht man auch häufig von einer so genannten Schleimhautimmunität. Eine weitere wichtige Funktion haben die Schleimhäute durch die im Schleim enthaltenen Transportproteine, wodurch bestimmte Moleküle oder Nährstoffe in eine bestimmte Richtung transportiert werden können.

Zuletzt sollte jedoch erwähnt werden, dass die Schleimhäute niemals keimfrei sind. Jede Schleimhaut ist besiedelt von nicht-krankmachenden Keimen, die sich jedoch an den Organismus angepasst haben und teilweise sogar wichtige Stoffe für die Aufrechterhaltung der Schleimhautimmunität produzieren. Durch diese Anpassung ist ein Gleichgewicht zwischen dem Organismus und der Besiedlung entstanden. Die Schleimhaut lebt mit und für diese Erreger und die Erreger leben mit uns für den Organismus.

Besonderheit der Darmschleimhaut

Breitet man die Darmschleimhaut *(intestinale Mukosa)* aus, so entsteht eine Fläche, die bis zu 12 Quadratmeter umfassen kann. Damit gehört die Darmschleimhaut nicht nur zu den wichtigsten Schleimhäuten des Körpers, sondern ist auch noch die größte Schleimhaut im menschlichen Organismus und bildet die größte Kontaktfläche zur Außenwelt. Diese enorme Größe entsteht durch die Auffaltung in so genannte Darmzotten, die den Nahrungsbestandteilen eine größtmögliche Oberfläche bietet, sodass lebenswichtige Nährstoffe vom Körper aufgenommen werden können.

In einer gesunden Darmschleimhaut sind die einzelnen Schleimhautzellen dicht aneinandergereiht und durch spezielle Verbindungsproteine *(Tight Junctions)* miteinander verbunden. Diese Proteine kann man sich als eine Art „Transportwächter" vorstellen. Sie unterstützen die Schleimhautzellen, indem sie sich gezielt öffnen und schließen und somit die Auswahl und die Menge der aufgenommenen Stoffe bestimmen.

Die in der Darmschleimhaut enthaltenen Drüsen produzieren den Darmsaft. Dieser enthält wichtige Verdauungsenzyme. Durch diese speziellen Enzyme werden aus Nahrung und Wasser wichtige Nährstoffe erst im Dünndarm aufgespalten. Danach gelangen die im Dickdarm aufgespaltenen Nährstoffe mit Hilfe der

Schleimhautzellen und Tight Junctions ins Blut und garantieren somit die Aufrechterhaltung aller körperlichen Funktionen.

Mit der Nahrung gelangen jedoch nicht ausschließlich lebenswichtige Nährstoffe, sondern auch schädliche Krankheitserreger und andere unerwünschte Substanzen in den Organismus. Aus diesem Grund besitzt die Darmschleimhaut, wie all die anderen Schleimhäute auch, darüber hinaus eine Abwehrfunktion, die das Eindringen von schädlichen Stoffen in den Körper verhindert.

Aufgrund der Tatsache, dass die Darmschleimhaut etwa 70 Prozent der antikörperbildenden Zellen enthält und über ein ausgeklügeltes Verteidigungssystem mit abwehrenden Zellen, Enzymen und mechanischen Mechanismen verfügt, spricht man auch von einem darmassoziiertem Immunsystem. Dieses Immunsystem kann sogar körpereigene Antibiotika herstellen, die krankmachende Keime bereits im Darm vernichten.

Der Darm ist außerdem ein gutes Beispiel dafür, dass Bakterien nicht immer Krankheit bedeuten müssen. Nützliche Darmbakterien siedeln sich im Laufe des Lebens an und bilden mit ihren 400 bis 500 Arten die schützende Darmflora. Da spezielle Zellen der Darmschleimhaut zwischen schädlichen Stoffen und nutzbringenden Bakterien unterscheiden können, bietet

die Zusammensetzung der Darmflora einen weiteren
Schutz gegen krankmachende Erreger und Substanzen.

13

Hefepilze als natürliche Bewohner des menschlichen Organismus

Als Candida wird eine Gattung von Hefen bezeichnet, von der es etwa 150 Arten gibt. An sich sind diese Hefepilze nicht schädlich, sondern gehören wie die Darmbakterien häufig zu den natürlichen Bestandteilen des menschlichen Organismus. An einer Mehrheit der gesunden Menschen kann vor allem die Art Candida albicans oberflächlich auf Haut und Schleimhäuten nachgewiesen werden. Dieser Hefepilz gelangt spätestens im Säuglingsalter in und auf den Körper und vermehrt sich dort auf der Haut und den verschiedenen Schleimhäuten. Diese Besiedlung erfolgt normalerweise symptomlos und hat keine Auswirkung auf die Gesundheit, da das darmassoziierte Immunsystem mit all seinen Bakterien und anderen Abwehrmechanismen dessen Wachstum beschränkt und von einem tieferen Eindringen in den Organismus abhält. Nur unter bestimmten Bedingungen löst Candida albicans oder einer seiner Verwandten Erkrankungen aus, die medizinisch auch unter dem Sammelbegriff der Candidose zusammengefasst werden.

Wie entsteht eine Candidose?

Die Candidose zählt zu den Infektionskrankheiten. Entsprechend ist die Voraussetzung eine Infektion mit einem Hefepilz der Gattung Candida. Wie bereits erwähnt, muss diese Infektion nicht zwangsläufig auch zu einer Erkrankung führen. In der Medizin zählen Hefepilze der Gattung Candida aus diesem Grund auch zu den so genannten fakultativ pathogenen Erregern. Dies bedeutet, dass allein der Nachweis eines Hefepilzes auf Haut oder Schleimhaut nicht zwangsläufig auch ein Nachweis für eine Candidose ist.

Sobald sich die Hefepilze jedoch übermäßig vermehren oder die natürliche Barriere der Haut und Schleimhaut durchbrechen und damit in tiefere Schichten des Körpers vordringen, können unterschiedliche Beschwerden und Symptome entstehen. Unterschieden wird hierbei zwischen einer mukokutanen und einer systemischen Candidose:

❖ ***Mukokutane Candidose*** – eine mukokutane Candidose bezeichnet Pilzinfektionen, die äußerlich auftreten und lediglich Haut oder Schleimhaut betreffen. Mukokutane Candidosen werden aus diesem Grund je nach betroffener Körperregion in weitere Untertypen unterteilt.

Bekannte Beispiele sind Mundsoor, der im Mund- und Rachenraum Beschwerden verursacht, Genitalsoor, welcher die Scheide der Frau oder die Eichel des Mannes betrifft und die intestinale Candidose, bei der eine übermäßige Vermehrung von Hefepilzen in der Darmschleimhaut nachgewiesen werden kann.

❖ ***Systemische Candidose*** - bei einer systemischen Candidose sind die Erreger in tiefere Schichten vorgedrungen, sodass sie sich über die Blut- und Lymphbahnen über den ganzen Körper ausbreiten. Prinzipiell kann dabei jedes Organ befallen sein, wobei besonders häufig ein Befall von Nieren, Leber, Milz, Lunge und dem zentralen Nervensystem (ZNS) beobachtet werden kann.

Welche Ursachen können für eine Candidose verantwortlich sein?

Prinzipiell kann eine Infektion mit Hefepilzen sowohl von außen als auch von innen stattfinden, da sich Hefepilze als natürlicher Teil der Keimflora bei den meisten Menschen bereits im Körper und auf der Haut befinden. Der häufigste Erreger bei einer Infektion von innen ist die bereits genannte Gattung Candida albicans. Die Ursachen dafür sind vielfältig und in vielen Fällen ist eine Kombination mehrerer Ursachen für die Candidose verantwortlich. Die einzelnen Ursachen sollen im Folgenden näher erläutert werden:

- *Schmierinfektion:* Dies betrifft vor allem Infektionen von außen, bei denen sich die Erreger noch nicht im Organismus befinden. Durch Berührung einer infizierten Person oder kontaminierten Gegenständen gelangt der Pilz auf die Haut oder Schleimhaut und kann sich dort ungehindert vermehren. Besonders häufig betrifft dies Säuglinge und Kleinkinder, die mit verunreinigtem Spielzeug oder Schnullern in Berührung kommen und infolgedessen an einer Candidose im Mund- und Rachenraum leiden.

- *Verletzungen:* Mit jeder Verletzung der Haut oder Schleimhaut wird die natürliche

Schutzbarriere des Körpers durchbrochen. Bereits sehr kleine Risse oder Schnittwunden bieten Bakterien, Viren und auch Pilzen die Möglichkeit in den Körper einzudringen, sich dort zu vermehren und eine Infektion auszulösen. Insbesondere chronische Entzündungen oder chronische Wunden führen zu langandauernden Haut- und Schleimhautveränderungen, die das Eindringen von Erregern begünstigen. Infizierte Spritzen und Infusionsnadeln können den Pilz sogar direkt ins Blut übertragen und somit über eine äußere Infektion für eine systemische Candidose verantwortlich sein.

– **_Geschwächte Immunabwehr:_** Geschieht eine Infektion mit einem Hefepilzerreger von innen, so ist meistens eine gestörte Immunabwehr zumindest an der Entstehung einer Candidose beteiligt. Verantwortlich sind hier zumeist die im Organismus befindlichen Candida albicans, die sich aufgrund einer Immunschwäche ungehindert vermehren. Die betrifft vor allem Säuglinge, sehr alte Menschen oder durch eine spezifische Erkrankung immungeschwächte Personen. Zu diesen Erkrankungen zählen unter anderem Stoffwechselstörungen wie Diabetes mellitus, Tumorerkrankungen oder eine HIV-Infektion. Aber auch akute oder vorangegangene grippale Infekte oder langanhaltender Stress können die Immunabwehr so weit herabsetzen, dass sich eine Candidose herausbildet.

- ***Medikamenteneinnahme:*** Die Einnahme bestimmter Medikamente gehört zu den häufigsten Ursachen einer mukokutanen Candidose. Insbesondere Antibiotika, Immunsuppressiva, Zytostatika und kortisonhaltige Inhalationssprays sind dafür bekannt das natürliche Milieu der Schleimhäute durch das Abtöten nutzbringender Bakterien so verändern zu können, sodass sich ein Candidaerreger aufgrund einer unzureichenden Abwehrreaktion vermehren kann.

- ***Ungesunde Ernährung:*** In Bezug auf die Ernährung wirkt sich insbesondere eine zu kohlenhydratreiche Kost negativ auf die Zusammensetzung der natürlichen Keimflora aus und begünstigt somit die Entstehung einer Candidose. Die betrifft vor allem die Schleimhäute des Verdauungstraktes wie die Mund-, Magen-, oder Darmschleimhaut. Dies liegt vor allem an der Tatsache, dass sich Pilze der Gattung Candida hauptsächlich von Kohlenhydraten ernähren. Je besser Hefepilze genährt sind, desto besser können sie sich vermehren.

- ***Konsum von Genussmitteln:*** Ein übermäßiger Konsum von Alkohol und Nikotin setzt nicht nur die Abwehrfunktion des Immunsystems durch die Schädigung von Zellen herab, sondern wirkt sich daneben ebenfalls negativ auf die natürlichen Keimflora der Schleimhäute aus, sodass sich ein Hefepilz leichter vermehren kann.

- ***Nährstoffmangel:*** Bestimmte Nährstoffmängel können eine Fehlbesiedlung von Schleimhäuten begünstigen. Zu diesen zählen insbesondere ein Eisenmangel oder Mangelerscheinungen der Vitamin-B-Gruppe. Ist der Körper ungenügend mit Nährstoffen versorgt, kann auch das Immunsystem nicht optimal funktionieren. Die Wahrscheinlichkeit, dass sich krankmachende Erreger ausbreiten können, steigt mit der Schwere des Mangels.

- ***Sonstige Ursachen:*** Zu den sonstigen Ursachen zählen hormonelle Veränderungen während einer Schwangerschaft, sehr trockene Schleimhäute, mechanische Reizungen durch beispielsweise schlecht sitzende Prothesen, Durchblutungsstörungen sowie eine mangelnde oder übermäßige Körperhygiene, die die ausgeglichene Zusammensetzung der Keimflora zerstört.

Welche Symptome können bei einer Candidose auftreten?

Die Symptome einer Candidose sind vielfältig und abhängig von der Art der Erkrankung und der befallenen Körperregion. Während sich die Beschwerden einer mukokutanen Candidose in den meisten Fällen auf die betroffene Körperregion beschränkten, kann eine systemische Candidose diverse Allgemeinsymptome hervorrufen. Daneben können sich Hefepilze, der zunächst nur die Mund- und Rachenschleimhaut besiedelt haben, ausbreiten und unbehandelt im weiteren Verlauf die Magen- und/oder Darmschleimhaut befallen. Gleiches gilt für eine mukokutane Candidose der Genitalschleimhaut, bei welcher sich die Erreger weiter in den Darm vordringen können. Hierbei wird erneut deutlich, dass es sich bei einer Candidose um eine Infektionskrankheit handelt, die unbehandelt und zunächst beschränkt auf eine Körperregion durch Kontamination weitere Schleimhäute befallen kann. Zudem erhöht eine Ausbreitung der Hefepilze die Wahrscheinlichkeit im weiteren Verlauf an einer systemischen Candidose zu erkranken. In der folgenden Zusammenfassung können nicht sämtliche Symptome aller Candidoseformen aufgeführt werden; dennoch wurden die wichtigsten Beschwerden der bekanntesten Erkrankungen herausgearbeitet:

Symptome einer mukokutanen Candidose der Haut

- ❖ Rötung
- ❖ Schwellung
- ❖ Brennen
- ❖ Juckreiz

Symptome einer oralen Candidose der Mund- und Rachenschleimhaut

- ❖ Rötung
- ❖ Schwellung
- ❖ Brennen
- ❖ Juckreiz
- ❖ Weiße bis gräuliche Beläge
- ❖ Mundgeruch
- ❖ Bluten nach Abtragen der Beläge
- ❖ Schluckbeschwerden

Symptome einer mukokutanen Candidose der Genitalschleimhaut

- ❖ Rötung

❖ Schwellung

❖ Brennen

❖ Juckreiz

❖ Weiße bis gräuliche Beläge

❖ Bluten nach Abtragen der Beläge

❖ Vermehrter weißlicher Ausfluss mit krümeliger Konsistenz

Symptome einer intestinalen Candidose der Darmschleimhaut

❖ Appetitlosigkeit

❖ Völlegefühl

❖ Blähungen

❖ Durchfall

❖ Allgemeinsymptome wie Müdigkeit, Abgeschlagenheit und Leistungsminderung

Symptome einer systemischen Candidose

❖ Allgemeinsymptome wie Müdigkeit, Abgeschlagenheit und Appetitlosigkeit

❖ Ständig wiederkehrende Infektionen

❖ Diverse Hauptprobleme

❖ Vermehrte allergische Reaktionen auf verschiedenste Substanzen

❖ Mangelerscheinungen

❖ Je nach befallenem Organ unzählige weitere Symptome möglich

Wie wird eine Candidose diagnostiziert?

Wichtig für die Diagnose einer Candidose sind vor allem die auftretenden Beschwerden und je nach Art der Candidose die Begutachtung betroffener Haut- bzw. Schleimhautstellen. Bei einer mukokutanen Candidose der Haut, Mund- und Rachenschleimhaut oder Genitalschleimhaut ist die Diagnose nach Begutachtung in den meisten Fällen sichergestellt. Zusätzlich kann ein Arzt mit einem Holzspatel die weißlichen Beläge abstreifen, um die Reaktion der darunterliegenden Schleimhäute zu beobachten. Zusätzlich kann ein Abstrich oder ein so genannter Kratztest der betroffenen Hautstelle labortechnisch untersucht werden, um die Diagnose zu bestätigen. Dies betrifft vor allem Personen, die langanhaltend oder an immer wiederkehrenden Infektionen mit einem Hefepilz der Gattung Candida leiden.

Schwieriger gestaltet sich die Diagnostik bei einer intestinalen oder systemischen Candidose. Dies liegt zum einen daran, dass die Beschwerden in vielen Fällen auch auf eine Vielzahl anderer Erkrankungen hindeuten können. Beispiele hierfür sind ein Reizdarmsyndrom, Morbus Crohn oder wiederkehrende Magen-Darm-Infektionen. Sogar Depressionen können als Diagnose in Frage kommen, da sich die abgesonderten Gifte der Hefepilze auf das zentrale Nervensystem auswirken können.

Üblicherweise werden für die Diagnose einer intestinalen oder systemischen Candidose Blut- und/oder Stuhlproben analysiert. Nur sehr selten wird versucht die Pilzinfektion durch eine Gewebeprobe nachzuweisen, da hierfür eine Anästhesie notwendig ist und diese je nach Zustand des Betroffenen mit erheblichen Nebenwirkungen verbunden sein kann.

In Bezug auf den Nachweis im Blut können sowohl die Pilze selbst auch verschiedene Antigene nachgewiesen werden. Ein Labor züchtet also entweder eine Blutkultur auf einem Nährboden an oder untersucht die Immunreaktion des Körpers mit Hilfe der drei Antikörper IgG, IgA und IgM. Problematisch hierbei ist, dass die angezüchtete Kultur fälschlicherweise negativ sein kann, obwohl eine Infektion vorliegt und der Nachweis der drei Antikörper auch auf andere Erkrankungen hindeuten kann und lediglich als erster Hinweis betrachtet werden kann.

Eine ähnliche Problematik ergibt sich in Bezug auf den Nachweis in Stuhlproben. Nicht immer kommt es zur Ausscheidung von Hefepilzen, da sich diese gerne an der Darmwand aufhalten und somit im Stuhl trotz einer vorliegenden Candidose nicht nachgewiesen werden können. Es kann hilfreich sein, einige Tage vor der Stuhlprobe Essigwasser zu sich zu nehmen. Essig besitzt die Eigenschaft die Hefepilze unter Umständen von der Darmwand abzulösen, doch auch hier können die Ergebnisse trotz Vorliegen einer Infektion negativ ausfallen.

Ein Selbsttest ersetzt zwar nicht den Gang zum Arzt, kann aber dennoch ein erster Hinweis auf eine Candidose sein. Hierfür wird direkt nach dem Aufstehen Speichel in ein Glas voller Leitungswasser gegeben. Spätestens nach etwa einer Stunde bilden sich bei einer Infektion Fäden in Richtung des Bodens aus. Wird das Wasser mit Zucker angereichert, kann in vielen Fällen darüber hinaus ein Wachstum der „selbst angelegten Kultur" beobachtet werden. Wie bereits erwähnt, handelt es sich hierbei jedoch ausschließlich um einen ersten Hinweis und nicht um einen eindeutigen Nachweis einer Candidose.

Behandlung einer Candidose – medikamentöse Therapie

Die Behandlung einer Candidose erfolgt schulmedizinisch zumeist mit Hilfe von Antipilzmitteln *(Antimykotika)*. Die Darreichungsformen unterscheiden sich je nach Art der Candidose. Infektionen im Mund- und Rachenraum werden zumeist in Form von Lutschtabletten oder Mundspüllösungen behandelt und mukokutane Candidosen der Haut mit Salben oder Pasten. Ist die Schleimhaut im Intimbereich betroffen, können ebenfalls Salben, ggf. in Verbindung mit Zäpfchen angewendet werden. Liegt hingegen eine systemische Candidose vor, so sollte der gesamte Organismus behandelt werden. Aus diesem Grund erfolgt die Einnahme in Tablettenform oder bei schweren Formen über eine Infusionstherapie.

Bekannte Wirkstoffe sind unter anderem Nystatin, Amphotericin B, Imidazol, Difluca, Caspofungin, Micafungin und Flucytosin. All diese Wirkstoffe existieren in verschieden erhältlichen Formen und Präparaten und sind teilweise auch freiverkäuflich in Apotheken erhältlich. Bei Antimykotika handelt es sich um starke Medikamente, deren Einnahme mit Unverträglichkeitsreaktionen und Nebenwirkungen verbunden sein kann, weshalb diese nicht ohne Absprache mit einem Arzt oder Heilpraktiker eingenommen werden sollten.

Die Wirkungsweise von Antimykotika unterscheidet sich je nach Wirkstoff. Nystatin und Amphotericin B, die zu den am häufigsten eingenommenen Wirkstoffen gehören, beispielsweise zerstören die Erreger, indem sie die Zellmembran beschädigen. Nach dieser Beschädigung ist der Pilz nicht länger überlebensfähig und stirbt innerhalb des Organismus ab. Andere Wirkstoffe verhindern lediglich die Vermehrung der Hefepilze, töten diese jedoch nicht ab. Welcher Wirkstoff bei der Therapie über welchen Zeitraum verwendet wird, ist abhängig von Art und Lokalisation der Infektion und sollte von einem Arzt entschieden werden.

Behandlung einer Candidose – Ernährungsumstellung („Candida-Diät")

Eine der wichtigsten Säulen bei der Behandlung einer Candidose ist die Ernährungsumstellung. In vielen Fällen genügt die medikamentöse Therapie allein nicht oder eine Infektion tritt immer wieder erneut auf. Damit steigt auch die Gefahr an einer systemischen Candidose zu erkranken. Eine spezielle Diät, die auch unter dem Namen der Candida-Diät bekannt geworden ist, hilft dem Immunsystem den Erreger zu bekämpfen und so seine normale Abwehrfunktion wieder aufnehmen zu können.

Eine Candida-Diät empfiehlt sich nicht nur bei einer intestinalen oder systemischen Candidose, sondern kann auch bei einer mukokutanen Candidose der Haut und Genitalschleimhaut zur Heilung verhelfen. Da die Mund- und Rachenschleimhaut eng mit dem restlichen Verdauungssystem verbunden ist und besonders bei dieser Form die Gefahr an einer Candidose der Darmschleimhaut zu erkranken sehr hoch ist, sollte auch hier eine Ernährungsumstellung in Richtung einer Candida-Diät in Betracht gezogen werden.

Info: Zusätzlich zur Candida-Diät und der Einnahme von Antimykotika, empfiehlt sich darüber hinaus auf seinen allgemeinen Lebensstil zu achten. Enorme physische oder psychische Belastungen sollten genauso wie der der Konsum von Genussmitteln wie Alkohol und Nikotin vermieden und Bewegung in den Alltag integriert werden. Auch die besten Medikamente kombiniert mit einer optimalen Ernährung können ihre Wirkung nicht ausreichend entfalten, wenn Dauerstress, Rauchen und Alkoholgenuss zum Alltag gehören.

Insbesondere bei einer Candidose der Darmschleimhaut gibt es einen weiteren wichtigen Grund für die Einhaltung einer bestimmten Diät. Die Zellen der Darmschleimhaut erneuern sich in einem Zeitabschnitt von etwa drei bis sechs Tagen. Dies stellt eine enorme Stoffwechselleistung dar, für welche dem Körper genügend Nährstoffe zur Verfügung gestellt werden sollten. Kombiniert mit der Tatsache, dass die Darmschleimhaut einen entscheidenden Bestandteil des Immunsystems beherbergt, wird bei dieser Neubildung deutlich, weshalb die Ernährung auch bei einem nicht erkrankten Menschen einen entscheidenden Faktor für die Gesundheit darstellt.

Da sich Candidaerreger in erster Linie von bestimmten Zuckerarten ernähren, gilt es möglichst wenige Kohlenhydrate zu sich zu nehmen und stattdessen auf eine ballaststoff-, fett- und eiweißreiche Ernährung zu achten. Es gilt, die Hefepilze sozusagen „auszuhungern", indem diesen die Nahrungsgrundlage entzogen wird. Zusätzlich sollte auf eine hohe Nährstoffdichte der Lebensmittel geachtet und mögliche Allergene vermieden werden. Wichtig ist außerdem eine intakte Darmfunktion, da Hefepilze, genau wie andere abgestorbene Bakterien, mit dem Stuhl ausgeschieden werden. Hinzu kommt die Integration von Lebensmitteln in den Speiseplan, die in der Lage sind Hefepilze abzutöten. Nahrungsergänzungsmittel können, müssen aber nicht unbedingt Bestandteil der Ernährungsumstellung sein.

Lebensmittel, die bei einer Candida-Diät in den Speiseplan integriert werden sollten

Hier gilt es je nach Geschmack alle Lebensmittel zu integrieren, die einen hohen Eiweiß-, Ballaststoff-, und/oder Nährstoffgehalt aufweisen. Auch fettreiche Produkte stellen kein Problem dar. Die folgende Auflistung soll Beispiele für Nahrungsmittel, die bei einer Candida-Diät in den Speiseplan integriert werden können:

❖ Gemüse (frisch oder tiefgefroren)

❖ Hülsenfrüchte (Linsen, Bohnen, usw.)

❖ Vollkornbrot auf Sauerteigbasis

❖ Vollkornprodukte

❖ Kartoffeln

❖ Ungesüßte Milchprodukte (Naturjoghurt, Quark, Sahne, usw.)

❖ Pflanzenöle

❖ Nüsse und Samen

❖ Eier

❖ Fleisch

❖ Fisch

❖ Usw.

Lebensmittel, die nur in geringem Maße verzehrt werden sollten

Als wichtigste Regel gilt hier die Meidung von Fertigprodukten und gezuckerten Lebensmitteln. Auch Obst sollte zumindest zu Beginn der Diät überhaupt nicht oder nur in geringem Maße verzehrt werden. Stellt sich eine Besserung des gesundheitlichen Zustands ein, können die folgenden Lebensmittel jedoch wieder langsam in den Speiseplan integriert werden, wobei ein Verzicht auf industriell verarbeitete Produkte auch für gesunde Menschen als empfehlenswert gilt:

- Süßwaren
- Weißmehlprodukte
- Fertigprodukte (auch Fertigsoßen, Suppen und Backmischungen)
- Haushaltszucker, Rohrzucker, Traubenzucker, Honig, etc.
- Gezuckerte Milchprodukte
- Marmeladen und Konfitüren
- Honig
- Wurst
- Fischkonserven
- Limonaden
- Alkoholhaltige Getränke

❖ Evtl. in den ersten Wochen: Obst und Fruchtsäfte
(Ausnahme: Zitronen)

Lebensmittel, die pilzabtötend wirken

Einige Nahrungsmittel besitzen eine pilzabtötende
Wirkung und gelten deshalb als natürliche Antimykotika,
die bei einer Candida-Diät durchaus genutzt werden
kann. Zu diesen zählen unter anderem:

❖ Kokosöl

❖ Olivenöl

❖ Oregano-Öl

❖ Grapefruitkernextrakt

❖ Zwiebeln

❖ Knoblauch

❖ Zimt

❖ Gewürznelken

❖ Algen

❖ Aloe Vera

❖ Zitronensaft

❖ Ingwer

❖ Apfelessig

Rezeptbeispiele einer Candida-Diät

Um einige Beispiele dafür zu geben, wie eine Mahlzeit während einer Candida-Diät aussehen kann, werden nachfolgend einige Rezeptbeispiele genannt, die sie zur Diät-Kur verwenden können, wobei sich die Menge immer auf eine Person bezieht.

Klassisches Omelette

Zutaten:

3 Eier

1 TL Olivenöl

Salz und Pfeffer

Gemüse nach Vorlieben

Kräuter, Zwiebeln und Knoblauch nach Bedarf

Zubereitung:

Etwas Olivenöl in einer Pfanne erhitzen. Zwiebeln, Knoblauch und/oder Gemüse garen und mit einer Brise Salz würzen. Eier aufschlagen und in einer Schale geben. Mit Salz, Pfeffer und Kräutern würzen und mit einer Gabel verrühren. Eiermasse in die Pfanne gießen und auf niedriger Stufe erhitzen, bis das Omelett fest ist. Vor dem Servieren zusammenklappen und ggf. mit Kräutern garnieren.

Zubereitungszeit: etwa 15 Minuten

Vollkorn-Ziegenkäse-Sandwich

Zutaten:

30 g Ziegenfrischkäse

½ Schalotte

½ EL Olivenöl

50 g Naturjoghurt

¼ Salatgurke

Salz und Pfeffer

Etwas gehackter Borretsch

2 Scheiben Vollkornbrot

Zubereitung:

Ziegenkäse in einer Schüssel mit einer Gabel zerdrücken. Olivenöl, Naturjoghurt und Borretsch hinzugeben. Schalotten kleinhacken, Gurke raspeln und beides ebenfalls in die Schüssel geben. Mit etwas Salz und Pfeffer würzen und gut miteinander vermengen. Die Mischung danach auf einer Scheibe Vollkornbrot verteilen und mit einer weiteren abdecken. Dieses Rezept eignet sich hervorragend zum Mitnehmen.

Zubereitungszeit: etwa 20 Minuten

Hirsefladen

Zutaten:

50 g Hirseflocken

100 ml Wasser

Salz

Kräuter nach Belieben

Zubereitung:

Hirseflocken mit etwas Salz vermischen und einige Stunden in Wasser einweichen. Masse nach Belieben mit Kräutern vermengen und in eine heiße Pfanne geben. Pfanne mit einem Deckel abdecken und etwa 10 Minuten bei geringer Hitze backen. Danach den Fladen wenden. Hirsefladen können sowohl kalt als auch warm gegessen werden. Auch als Alternative zu Brot und zum Mitnehmen eigenen sich die Fladen belegt mit Schinken, Käse, Gurkenscheiben oder Tomaten.

Zubereitungszeit: etwa 25 Minuten

Spinat-Frischkäse-Smoothie

Zutaten:

100 g Spinatblätter

25 g Dill

2 EL Frischkäse

2 EL Naturjoghurt

1 TL Senf

Salz und Pfeffer

Zubereitung:

Spinat und Dill waschen und danach mit den übrigen Zutaten in einen Mixer geben. Pürieren und ggf. etwas Wasser hinzugeben, bis eine gleichmäßige Masse entstanden ist. Danach mit Salz und Pfeffer abschmecken und in ein Glas oder einen Becher gießen.

Zubereitungszeit: etwa 10 Minuten

Flocken-Walnuss-Müsli

Zutaten:

2 EL Reisflocken

2 EL Hirseflocken

2 EL gehackte Walnüsse

3 EL Naturjoghurt

1 Teelöffel Leinöl

Etwas Wasser

Zubereitung:

Reisflocken und Hirseflocken mit Joghurt und etwas Wasser vermengen und aufquellen lassen. Danach Leinöl untermischen. Walnüsse in einer Pfanne anrösten und hinzugeben. Um die Zeit bis zum Aufquellen der Flocken gering zu halten, können die Flocken zusammen mit dem Joghurt auch über Nacht abgedeckt in den Kühlschrank gestellt werden. Morgens dann ggf. etwas Wasser hinzugeben, bis die Masse die gewünschte Konsistenz erreicht hat. Nussallergiker können auf Mandeln oder Sonnenblumenkerne zurückgreifen.

Zubereitungszeit: etwa 15 Minuten

Rührei mit Emmentaler und Tomaten

Zutaten:

2 Eier

2 EL kohlensäurehaltiges Mineralwasser

1 mittelgroße Tomate

2 EL geriebener Emmentaler

1 EL Olivenöl

Salz und Pfeffer

Kräuter nach Belieben

Zubereitung:

Eier in Schüssel geben und mit Salz, Pfeffer und Mineralwasser mit Pürierstab oder einer Gabel schaumig schlagen. Tomate in kleine Stücke schneiden und zur Eiermasse hinzugeben. Olivenöl in der Pfanne erhitzen. Geriebenen Emmentaler unter die Masse heben und in die Pfanne gießen. Unter schwacher Hitze mehrmalig Masse durchrühren, bis das Rührei gestockt ist. Vor dem Servieren ggf. mit Kräutern wie Petersilie oder Schnittlauch garnieren.

Zubereitungszeit: etwa 15 Minuten

Reiswaffeln mit Avocado und Ei

Zutaten:

½ Avocado

½ Knoblauchzehe

1 EL frisch gepresster Zitronensaft

100 g Naturjoghurt

1 TL Olivenöl

1 Ei

2 Reiswaffeln

Salz und Pfeffer

Zubereitung:

Das Ei in einem Topf oder Eierkocher hart kochen. Die halbe Avocado mit einem Löffel auskratzen und in eine Schüssel geben. Knoblauch entweder kleingehackt oder gepresst zusammen mit dem Zitronensaft und dem Joghurt und mit der Avocado vermengen. Einen Löffel Olivenöl hinzugeben und mit Salz und Pfeffer abschmecken. Anschließend Reiswaffeln mit der Masse bestreichen. Das Ei schälen, in Scheiben oder Viertel schneiden und über die Masse legen.

Zubereitungszeit: etwa 15 Minuten

Wildlachs mit Gemüse

Zutaten:

125 g Wildlachs

1 Zitrone

3 Stängel Dill

2 Möhren

2 mittelgroße Kartoffeln

1 EL Olivenöl

Salz und Pfeffer

Zubereitung:

Kartoffeln und Möhren schälen und in kleine Stücke schneiden. Zusammen mit dem Lachs auf ein Stück Alufolie legen, mit Olivenöl beträufeln und mit Salz und Pfeffer würzen. Den Dill entweder klein hacken oder als Stängel auf dem Wildlachs verteilen. Zitrone in Scheiben schneiden und auf den Fisch legen. Alufolie zusammenfalten und oben eine kleine Öffnung freilassen. Ofen auf 200 Grad vorheizen und Fisch und Gemüse etwa 15 Minuten garen lassen. Vor dem Servieren eventuell erneut mit Olivenöl beträufeln.

Zubereitungszeit: etwa 25 Minuten

Ofenpolenta mit Mozzarella

Zutaten:

100 g Maisgries

200 ml Brühe

200 ml Milch

2 mittelgroße Tomaten

100 g Champignons

1 Ei

4 EL Olivenöl

125 g Mozzarella

1 EL geriebener Parmesan

Salz, Pfeffer und Muskat

Basilikumblätter

Zubereitung:

Milch und Gemüsebrühe mit etwas Salz aufkochen und den Grieß einrühren. Bei geringer Hitze unter ständigem Rühren etwa 30 Minuten köcheln lassen, bis ein Brei entstanden ist. Ei und 1 EL Olivenöl in den Brei einrühren und mit Salz, Pfeffer und Muskat abschmecken. Mit Olivenöl ein Backblech einölen und die Polenta auf dem Backblech verteilen. Während

Polenta fest wird, Tomaten, Champignons und Mozzarella in Scheiben oder Stücke schneiden und die Champignons kurz in etwas Olivenöl anbraten.

Ofen auf 200 Grad vorheizen. Polenta erst in Quadrate schneiden und danach diagonal halbieren, sodass Dreiecke entstehen. Auflaufform einölen, bevor abwechselnd Polenta, Mozarella, Tomaten und Pilze in die Auflaufform geschichtet werden. Zum Abschluss die Ofenpolenta mit frisch geriebenem Parmesan bestreuen und etwa 15 Minuten backen. Vor dem Servieren kann das Gericht mit frischen Basilikumblättern garniert werden.

Zubereitungszeit: etwa 60 Minuten

Linsensuppe mit roten Linsen und Curry

Zutaten:

50 g rote Linsen

500 ml Gemüsebrühe

4 Möhren

½ Zwiebel

1 Knoblauchzehe

10 g frischer Ingwer

1 EL Olivenöl oder Butter

1 TL Tomatenmark

½ TL Curry

1 Brise Kreuzkümmel

100 g griechischer Joghurt

½ TL Harissa oder Paprikagewürz

Saft einer halben Zitrone

Salz

Zubereitung:

Zwiebel, Knoblauch und Ingwer kleinhacken und in einem Topf mit Olivenöl oder Butter andünsten. Möhren schälen, in kleine Stücke schneiden und hinzugeben.

Danach mit Tomatenmark, Curry und Kreuzkümmel würzen und die Masse kurz anrösten. Mit Brühe ablöschen und Linsen hinzugeben. Topf abdecken und etwa 15 Minuten köcheln lassen.

In der Zwischenzeit Harissa oder Paprikagewürz unter den Joghurt mischen, Zitronensaft hinzugeben und mit Salz abschmecken. Suppe pürieren, mit Salz abschmecken und vor dem Servieren mit einem Löffel Joghurt servieren.

Zubereitungszeit: etwa 45 Minuten

Gurken-Avocado-Suppe mit Pinienkernen

Zutaten:

1 Salatgurke

300 ml Brühe

1 Avocado

½ Zwiebel

1 EL Olivenöl

10 g Pinienkerne

Salz und Pfeffer

Zubereitung:

Öl in einem hohen Topf erhitzen. Zwiebeln kleinhacken, in den Topf geben und bei mittlerer Hitze andünsten. Gurke in kleine Stücke schneiden und kurz im Topf anrösten. Danach Zwiebel und Gurke mit Brühe ablöschen und etwa 20 Minuten köcheln lassen. In der Zwischenzeit Avocado halbieren und das Innere in eine Schüssel geben. Topf vom Herd nehmen, Avocado hinzugeben und das Ganze durchpürieren, bis eine sämige Masse entsteht und mit Salz und Pfeffer abschmecken. Pinienkerne in einer Pfanne anrösten und vor dem Servieren über die Suppe streuen.

Zubereitungszeit: etwa 30 Minuten

Kürbiseintopf mit Hokkaidokürbis und Apfel

Zutaten:

½ Hokkaido Kürbis

2 mittelgroße Kartoffeln

2 Möhren

1 Tomate

Tomatenmark

300 ml Brühe

½ Zwiebel

2 EL Olivenöl

1 EL Apfelessig

1 TL Schmand

Salz und Pfeffer

Zubereitung:

Zwiebel kleinhacken und in einem Topf mit Olivenöl andünsten. Kartoffeln und Möhren schälen und in mittelgroße Stücke schneiden. Kürbis entkernen und ebenfalls in mittelgroße Stücke schneiden. Danach die Zwiebeln mit Brühe ablöschen, Tomatenmark, Kürbis, Kartoffeln und Möhren hinzugeben und etwa 20 Minuten bei mittlerer Hitze köcheln lassen. Tomate kleinschneiden und nach etwa 15 Minuten hinzugeben. Sobald die Kartoffeln gar sind, ist der Eintopf fertig und kann mit Salz, Pfeffer und Apfelessig abgeschmeckt werden. Vor dem servieren einen Teelöffel Schmand hinzugeben.

Zubereitungszeit: etwa 35 Minuten

Riesengarnelen auf Gazpacho-Salat

Zutaten:

4 Riesengarnelen

1 Paprikaschote

1 Tomate

½ Zwiebel

½ Knoblauchzehe

2 EL Olivenöl

1 EL Weißweinessig

Salz und Pfeffer

Zubereitung:

Falls die Garnelen noch nicht entdarmt, diese am Rücken einschneiden und den Darm entfernen. Danach garnen waschen und mit einem Küchenpapier trocknen. Paprika und eventuell Tomaten entkernen und zusammen mit der Zwiebel und der Knoblauchzehe in kleine Würfel schneiden. Olivenöl in ein Schälchen geben und mit Essig, Salz und Pfeffer abschmecken. Die Marinade unter das Gemüse mischen. Garnelen in Olivenöl etwa drei Minuten scharf anbraten, vor dem Servieren mit Salz und Pfeffer würzen und auf den Salat legen.

Zubereitungszeit: etwa 30 Minuten

Rindfleisch nach Thai-Art

Zutaten:

200 g Keniabohnen

150 g Rindfleisch

¼ Bund Knoblauchgras oder eine Knoblauchzehe

10 g frischer Ingwer

100 ml Bratensaft

2 EL Sesam- oder Erdnussöl

100 g Vollkornbasmatireis

Salz

Zubereitung:

Bohnen waschen, putzen, kurz in einem Topf blanchieren und danach mit kaltem Wasser abschrecken. Ingwer und Knoblauchgras, bzw. Knoblauchzehe fein hacken. Bratensaft ansetzen. Fleisch in schmale Streifen schneiden und mit etwas Öl in einem heißen Topf oder Wok unter der Zugabe von Ingwer scharf anbraten. Der Ingwer dient nur als Würze beim Braten, weshalb das fertig gegarte Fleisch separat gestellt wird.

Den Reis in Salzwasser aufkochen lassen, bis er gar ist. Abschließend Bohnen, Fleisch und Knoblauch in den

Bratensaft geben, mit Salz und Pfeffer würzen und
gemeinsam mit dem Reis servieren.

Zubereitungszeit: etwa 60 Minuten

Vollkornpenne mit Rucola-Kokosöl-Pesto

Zutaten:

75 g Rucola

3 EL Sonnenblumenkerne

3 EL Kokosöl

½ Knoblauchzehe

125 g Vollkornpenne

Salz

Zubereitung:

Nudelwasser ansetzen und nach Aufkochen die Nudeln in den Topf geben. Rucola gründlich waschen, Knoblauch kleinhacken und beides gemeinsam mit dem Kokosöl und den Sonnenblumenkernen in ein Gefäß geben und pürieren. Nudeln abgießen und gemeinsam mit dem Pesto servieren.

Zubereitungszeit: etwa 15 Minuten

Orientalisches Eintopfgericht

Zutaten:

100 g Rindertatar oder Rinderhackfleisch

½ Aubergine

½ Möhre

1 Kartoffel

10 g getrocknete Tomaten

½ Zwiebel

½ Knoblauchzehe

1 TL Tomatenmark

50 ml Rinderbrühe

1 EL Olivenöl

Chili

Kreuzkümmel

Zimt

Salz

Zubereitung:

Aubergine, Möhre und Kartoffel in mittelgroße, Zwiebeln, Knoblauch und getrocknete Tomaten in kleine Würfel schneiden. Tatar oder Rinderhackfleisch mit einem Esslöffel Olivenöl in einem Topf anbraten und die geschnittenen Zutaten mit etwas Chili hinzugeben. Danach Rinderbrüh, Tomatenmark und je nach Geschmack Gewürze hinzufügen und für 30-40 Minuten im Topf schmoren lassen. Danach abschmecken und je nach Bedarf mit Zimt, Kreuzkümmel oder Chili nachwürzen.

Zubereitungszeit: etwa 50 Minuten

Ofenkartoffel mit Käse und Sauerrahm

Zutaten:

1 große Kartoffel

10 g Speck

½ Zwiebel

2 EL Sauerrahm

10 g geriebener Emmentaler

1 EL Öl

Salz und Pfeffer

Zubereitung:

Kartoffel waschen und etwa 20 Minuten in Salzwasser garen. In der Zwischenzeit Zwiebel und Speck in feine Würfel schneiden und mit etwas Olivenöl in einer Pfanne anbraten und danach mit Sauerrahm und Emmentaler vermengen. Gegarte Kartoffel halbieren, mit einem Löffel aushöhlen und das Kartoffelfleisch ebenfalls beimengen. Die Masse mit Salz und Pfeffer würzen und danach in die Kartoffelhälften füllen. Den Ofen auf 180 Grad vorheizen und die gefüllten Kartoffeln etwa 25 Minuten im Ofen backen.

Zubereitungszeit: etwa 50 Minuten

Fischpfanne mit Paprika und Tomaten

Zutaten:

120 g Fischfilet

1 Paprikaschote

1 Tomate

½ Schalotte

½ Knoblauchzehe

1 EL Olivenöl

50 ml Gemüsebrühe

1 TL Schmand

Paprikapulver

Saft einer halben Zitrone

Salz und Pfeffer

Petersilie

Zubereitung:

Fischfilet waschen, vorsichtig abtupfen, in Stücke schneiden, mit Zitronensaft beträufeln und salzen. Öl in Pfanne erhitzen, das Filet auf mittlerer Hitze anbraten und danach aus der Pfanne nehmen. Schalotte und Knoblauch in feine, Paprika und Tomate in grobe Würfel schneiden und in der gleichen Pfanne etwa fünf Minuten

anbraten. Die Masse mit Brühe ablöschen und einige
Minuten schmoren lassen. Danach mit Paprikapulver,
Salz und Pfeffer abschmecken und den Fisch hinzugeben.
Vor dem Servieren mit etwas Petersilie garnieren.

Zubereitungszeit: etwa 30 Minuten

Vollkornreispfanne mit Hühnchen

Zutaten:

65 g Vollkornreis

125 g Hähnchenbrustfilet

½ Zucchini

1 Möhre

½ Zwiebel

½ Stange Lauch

100 ml Gemüsebrühe

1 EL Olivenöl

Salz und Pfeffer

Basilikum oder Gewürze nach Wahl

Zubereitung:

Wasser ansetzen und den Reis in das kochende Wasser geben. In der Zwischenzeit Hähnchenbrustfilet in grobe Stücke schneiden und mit Salz und Pfeffer würzen. Zwiebel fein würfeln und mit etwas Öl gemeinsam mit dem Filet anbraten. Das restliche Gemüse ebenfalls in kleine Stücke schneiden und zum Fleisch hinzugeben. Wenn der Reis fast gar ist, wird dieser ebenfalls in die Pfanne gegeben. Nun das Ganze mit der Brühe auffüllen und 5-10 Minuten auf mittlerer Hitze garen lassen. Vor

dem Servieren können Basilikum oder andere Gewürze
untergemengt werden.

Zubereitungszeit: etwa 25 Minuten

Rindercarpaccio

Zutaten:

75 g Rinderschinken

10 g Pinienkerne

1-2 EL gehobelter Parmesan

70 g Rucola

Saft einer halben Zitrone

1 EL Olivenöl

Salz

Zubereitung:

Pinienkerne in einer Pfanne anrösten und abkühlen lassen. Rinderschinken in schmale Streifen schneiden und gleichmäßig auf einem Teller verteilen. Mit Olivenöl und dem Saft einer halben Zitrone beträufeln. Rucola gründlich waschen und abtupfen, um danach den Rinderschinken damit zu bedecken. Zum Abschluss eine Brise Salz und den abgehobelten Parmesan über dem Salat und dem Schinken verteilen.

Zubereitungszeit: etwa 15 Minuten

Ofengemüse mit Rosmarin

Zutaten:

2 mittelgroße Kartoffeln

1 Zucchini

1 Paprikaschote

1 Zwiebel

3 EL Olivenöl

Rosmarin

Salz und Pfeffer

Zubereitung:

Kartoffeln, Zucchini, Paprika und Zwiebel in grobe Stücke schneiden. Danach mit Salz, Pfeffer und Rosmarin würzen und mit Olivenöl beträufeln. Mit den Händen alles gut vermengen und auf einem Backblech verteilen. Ofen vorheizen und das Gemüse bei 180 Grad 35-40 Minuten durchgaren lassen. Prinzipiell kann hier mit den Gemüsesorten variiert werden. Möglich ist bei diesem Rezept beispielsweise die Verwendung von Fenchel, Möhren, Roter Bete, Pastinaken oder Stangensellerie.

Zubereitungszeit: etwa 45 Minuten

Auberginen-Tomaten-Auflauf

Zutaten:

1 Aubergine

1 Knoblauchzehe

½ Packung passierte Tomaten

75 g geriebener Käse

1 EL Olivenöl

Salz und Pfeffer

Oregano

Zubereitung:

Aubergine waschen, in dünne Scheiben schneiden und auf einem Backblech verteilen. Auberginenscheiben für etwa 10 Minuten bei 180 Grad im Ofen erwärmen. In der Zwischenzeit Knoblauch in feine Würfel schneiden. Passierte Tomaten in eine Schüssel geben und je nach Geschmack mit dem Knoblauch, Salz, Pfeffer und Oregano würzen. Auflaufform mit etwas Olivenöl einfetten und abwechselnd eine Auberginenlage und die Gewürzmasse übereinanderschichten. Zum Abschluss mit geriebenem Käse bestreuen und für etwa 30 Minuten bei 180 Grad backen.

Zubereitungszeit: etwa 50 Minuten

Paprika-Tomaten-Salat mit Schafskäse

Zutaten:

1 Paprikaschote

100 g Kirschtomaten

½ Knoblauchzehe

100 g Schafskäse

2 EL Kräuteressig

1 EL Olivenöl

Salz

Kräuter nach Geschmack

Zubereitung:

Paprika entkernen und in feine Würfel schneiden. Kirschtomaten vierteln und gemeinsam mit den Paprikawürfeln in eine Salatschüssel geben. Knoblauch pressen oder fein hacken und ebenfalls hinzufügen. Danach den Schafskäse würfeln und unter die Masse heben. Mit Salz, Pfeffer und Kräutern abschmecken und einen Esslöffel Olivenöl hineinträufeln. Einen intensiveren Geschmack erreicht man, indem man den Salat für eine Stunde in den Kühlschrank stellt.

Zubereitungszeit: etwa 15 Minuten

Gebratener Lachs mit Spinat und Zitronen-Sahne-Soße

Zutaten:

125 g Lachfilet

200 g junger Spinat

50 ml Sahne

1 EL Olivenöl

Saft einer halben Zitrone

Salz

Dill

Zubereitung:

Lachs waschen, trocken tupfen, etwas salzen und danach mit Olivenöl anbraten. Sobald er eine rosige Farbe angenommen hat, wird der Lachs mit dem Zitronensaft und der Brühe abgelöscht und gart für etwa 10 Minuten bei mittlerer Hitze. In der Zwischenzeit kann der Spinat gründlich gewaschen und in einem Topf mit etwas Salzwasser blanchiert werden. Vor dem Servieren den Lachs ggf. nachwürzen und mit etwas Dill garnieren.

Zubereitungszeit: etwa 30 Minuten

Süßkartoffelpommes

Zutaten:

2-3 mittelgroße Süßkartoffeln

3 EL Kokosöl

Salz und Pfeffer

Paprikapulver

Curry

Zubereitung:

Süßkartoffeln, waschen, schälen und in Streifen schneiden. Kokosöl im Wasserbad oder im Herd zum Schmelzen bringen. Süßkartoffelstreifen in Schüssel geben und mit Kokosöl vermengen. Nach Geschmack mit Salz, Pfeffer, Paprikapulver und Curry würzen und auf dem Backblech verteilen. Nach etwa 45 Minuten bei 180 Grad sind die Süßkartoffelstifte fertig.

Zubereitungszeit: etwa 60 Minuten

Falls Ihnen das Buch gefallen hat, würde ich mich über eine kleine Anerkennung Ihrerseits freuen. Eine Rezension auf Amazon, wäre für mich sehr hilfreich

Vielen Dank und bis bald

Mira.

Urheberrechte

Die Inhalte dieses Werkes unterliegen dem deutschen Urheberrecht. Die Vervielfältigung, Bearbeitung, Verbreitung und jede Art der Verwertung außerhalb der Grenzen des Urheberrechtes bedürfen der schriftlichen Zustimmung des jeweiligen Autors bzw. Erstellers. Downloads und Kopien dieser Seite sind nur für den privaten, nicht kommerziellen Gebrauch gestattet.

Email Newsletter

Anmeldung per Email um über Neuerscheinungen und News informiert zu werden, bitte eine Email an newsletter@mira-brand.de senden.